AF458347

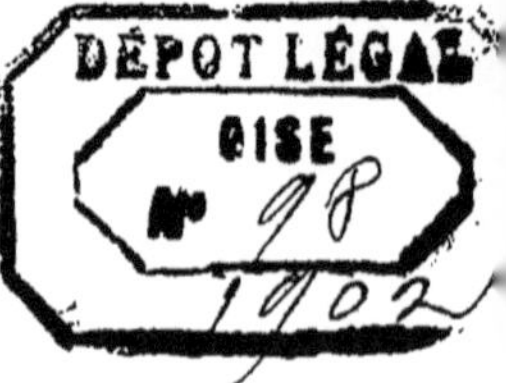

Dr J. BAER
(de Wiesbaden.)

SUR LA PHOTOGRAPHIE INTRA-VÉSICALE

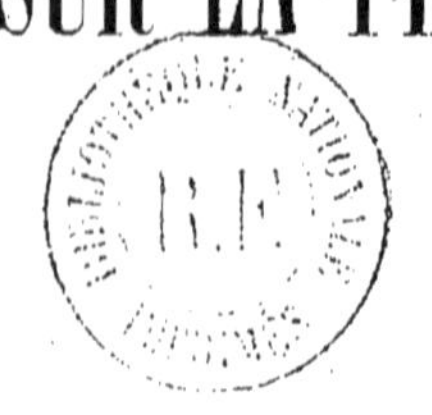

(Avec projections)

Communication faite à la cinquième session de l'Association française d'Urologie, Paris 1901.

CLERMONT (OISE)
IMPRIMERIE DAIX FRÈRES
3, PLACE SAINT-ANDRÉ, 3
—
1902

SUR LA

PHOTOGRAPHIE INTRA-VÉSICALE

(AVEC PROJECTIONS)

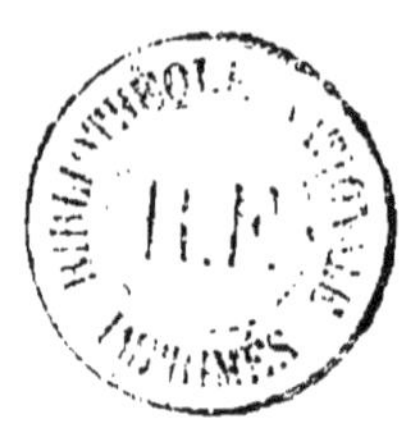

PAR

Le Docteur J. BAER

(de Wiesbaden).

Le désir qui nous a été manifesté de donner des détails plus complets pour les photographies intra-vésicales que nous avons eu l'honneur de montrer au Congrès Urologique de Paris (1), nous oblige d'ajouter à notre communication quelques explications sur les expériences que nous avons poursuivies.

Dans son atlas de cystophotographie, traduit par M. le Dr Desnos, M. Nitze nous expose d'une manière digne de toute notre admiration l'histoire du développement de la cystophotographie ; il nous expose en particulier combien de difficultés il a dû surmonter pour arriver au but ; il nous donne dans ce travail quelques renseignements sur la production des images, mais il s'arrête là où pour le praticien les difficultés commencent, c'est-à-dire qu'il ne nous donne aucun détail sur la durée du temps de pose.

Tout ce qu'il nous apprend, c'est qu'il donne à ses plaques un temps de pose de 3-10 secondes, et c'est tout ; il oublie que la plupart des médecins, surtout des confrères

(1) Ve session, 24-26 octobre 1901.

plus âgés, sont trop peu expérimentés dans l'art de la photographie simple, pour pouvoir utiliser par eux-mêmes ces données trop courtes.

Le praticien ne peut pas risquer, comme l'éditeur d'un atlas, d'avoir un grand nombre de « ratés » à côté de quelques images utilisables ; quand il faut une pose photographique d'un seul objet, soit pour servir à une publication, soit, comme dit Nitze, « pour fixer les différents stades et retracer ainsi la marche des lésions », il lui faut autant que possible un bon cliché.

La plus grande difficulté vient de la petite lampe, surtout pour ceux qui n'ont pas souvent l'occasion de faire de telles photographies. La lampe ou plutôt l'anse éclairante se brûle, si nous la portons, comme on l'exige, à une incandescence aussi intense que possible dans un temps très court.

Pour éviter, autant que possible, la combustion de la lampe, et par conséquent l'introduction répétée du cystoscope, ce qui est souvent si pénible pour le malade et l'opérateur, nous recommandons, surtout pour la pose, de fermer le courant, seulement par le rhéostat et non par le contact. Bien que cette façon de rétablir le courant se réalise avec la plus grande rapidité, le courant n'arrive que progressivement au degré voulu d'avance et grâce à cette manière de faire nous conservons nos lampes très longtemps. On peut indiquer à l'encre sur le rhéostat le point voulu qu'on ne doit pas dépasser ou même, comme nous l'avons indiqué, on peut se procurer un rhéostat avec vis d'arrêt mobilisable, destinée à limiter le mouvement.

Nous recommandons entre autre (et en particulier toujours pour les accumulateurs et dans ce cas aussi pour la cystoscopie simple) d'interposer un voltamètre entre la lampe et l'accumulateur. Le contenu trouble de la vessie, le prisme caché par une tumeur ou d'autres causes qui masquent l'image ne nous obligent jamais à augmenter la force du courant et de brûler ainsi la lampe ni à introduire de nouveau le cystoscope dans la vessie.

Avec l'emploi des accumulateurs nous arrivons trop facilement au-delà de la limite de la tension permise, parce que nous ne nous apercevons pas assez nettement de la perte du courant.

Bien que le voltamètre ne permette pas une détermination constante de la force lumineuse pour les diverses lampes (quelques lampes donnent à 8 volts une lumière aussi intense que d'autres à 9 volts) il sera bon pourtant de conserver la lampe, une fois que nous en aurons essayé la résistance.

En réalité, c'est notre œil qui détermine le degré de force lumineuse, faute de méthodes photométriques qui sont toutes trop compliquées, d'où la nécessité d'exercer son œil. On s'apercevra d'ailleurs rapidement des avantages d'un voltamètre tant pour la commodité que pour l'économie d'argent. Une tension de 10 volts est supportée par toutes nos lampes. Nous avons fait la plupart de nos photographies avec 11 et 12 volts et même avec une tension plus élevée. Nous y reviendrons plus tard en parlant de la durée du temps de pose. La lampe doit être munie d'une longue anse éclairante, et elle doit s'allumer, comme le dit Nitze dans ses cours, à une tension faible toujours en deux points qui sont également distants du sommet.

En observant les précautions détaillées plus haut, nous arrivons à obtenir avec une lampe déjà éprouvée, un grand nombre de photographies avec un éclairage très fort et par conséquent avec un temps de pose très court.

Nous arrivons à la deuxième question importante pour le praticien, quelle est la durée du temps de pose ?

Généralement un temps très court.

Nitze conseille 3-10 secondes. Casper (quatre ans plus tard) conseille même 10-30 secondes.

La qualité et la netteté de l'image dépend le plus souvent de la courte durée du temps de pose qui pour nous est inférieure aux chiffres indiqués par Nitze.

Avant de pratiquer la photographie de la vessie humaine, nous avons cherché à l'exécuter sur le fantôme de toutes les manières possibles, et aussi en augmentant le courant, quitte à brûler la lampe, simplement pour être complet sur toutes les questions qui nous intéressent. Notre temps de pose a varié d'une demi-seconde à dix minutes, d'une tension de 5 jusqu'à 12 volts et plus. Nous avons obtenu ainsi des résultats favorables pour le praticien qui a moins d'occasion d'expérimenter. *Un temps de pose de 1-6 secondes suffit complètement.*

Moins le temps de pose varie, plus nous pouvons compter sur de bons résultats : Ces essais ont été pleinement confirmés sur le vivant.

Dans la grande majorité des cas *le temps de pose court* (1-3 secondes) *avec le plus fort éclairage est sans doute préférable.*

Dans certains cas où les circonstances nous dictaient le temps de pose le plus court possible, soit que le bec du cystoscope touchait la paroi vésicale, soit que les oscillations du champ visuel étaient trop grandes, *nous avons obtenu de bonnes images en moins d'une seconde*, bien entendu sans nous occuper de la lampe qui s'est même brûlée souvent (toujours le courant ayant été rétabli par le rhéostat), mais en nous ayant cependant fourni un éclairage suffisant pendant ce temps minimum.

Pour mettre l'image au point, on ne se servira naturellement, dans quelques-uns de ces cas, que d'un courant faible pour éviter une brûlure de la paroi vésicale. Malheureusement nous ne pouvons pas nous servir de la nouvelle lampe sans dégagement de chaleur, parce qu'elle ne donne pas encore assez de lumière pour la photographie.

Nous avons dû recourir à un *temps de pose plus prolongé* (4-6 secondes), malgré une incandescence très forte dans les cas où nous étions très éloignés de l'objet ou dans les cas où nous donnions à dessein à la lampe un éclairage moins intense avec distance quelconque. Dans ces deux cas, on n'a par suite qu'un faible éclairage de l'objet à photographier.

Dans le premier cas, nous ne croyons pas qu'il soit besoin de s'étendre plus longuement. Dans le deuxième cas, si nous nous servons à dessein d'un faible éclairage, c'est que toutes les autres conditions nous sont favorables, nous voulons dire le repos absolu de l'objet :

1° Pour la reproduction d'images des corps très saillants dont les ombres pourraient affaiblir totalement ou partiellement la netteté de l'image.

Par exemple dans les images 16, 29 et 30 on peut se rendre compte des détails dont nous parlons et en particulier dans cette dernière, bien qu'ici manquent les détails qui existent sur tout le côté droit de l'original, comme on les voit en partie seulement vers le milieu de la reproduction ci-jointe.

2° Quand il s'agit d'obtenir des nuances de couleur qui pour nous ont une grande importance :

Par exemple : à un éclairage faible, une couleur grise, un petit trouble ou gonflement de la muqueuse ne pouvait être bien distingué de la paroi normale de la vessie, qui a sur la photographie une couleur presque blanche. Le procédé optico-chimique est presque le même dans les deux cas que nous venons de rapporter.

Les parties très éclairées ou les points déjà très clairs naturellement apparaissent si vite sur la petite plaque sensible que les points dans l'ombre, ainsi que les nuances indiquées plus haut, n'ont pas le temps de se former nettement sur la plaque. L'image a des contrastes trop forts, elle est blanche et noire, sans nuances intermédiaires qui donnent la perspective, ou, dans le deuxième cas, elle est sans contraste et par conséquent toute blanche.

De pareilles images ressemblent à celles obtenues par l'éclairage au magnésium ou par la lumière solaire intense,

*

parce que toutes ces lumières, de même que celles du cystoscope à lumière intense, proviennent toutes d'un point et ne sont pas dispersées. Cela est d'autant plus désagréable qu'il n'est pas possible de la modifier sans de très grandes difficultés, alors qu'il est plus facile de le faire sur de grandes plaques.

Bien qu'avec un éclairage faible, on n'évite pas tout à fait cet inconvénient, on peut cependant l'atténuer.

J'aborde maintenant la question de savoir s'il faut se servir pour la photographie d'un support immobile. Si Nitze dit qu'il peut se passer d'un support avec un temps de pose de 3-10 secondes, cela serait encore plus facile pour nous, puisque notre temps de pose est bien plus court, bien que nos résultats sans support à un temps de pose de 5 secondes ne soient pas encourageants, car nous ne pouvons nous contenter d'une plaque réussie à côté de quelques ratés, bien entendu, avec dix secondes nous pensons qu'il doit y en avoir plus. D'ailleurs, sans support, un aide est nécessaire.

Nous employons un support construit spécialement pour nous, lequel avec un seul tour de main nous permet toute une série de mouvements.

Parmi 35 poses faites de cette manière nous n'avons eu que deux ratés.

Nous conseillons de prendre en France des plaques photographiques Lumière et de les faire découper dans la chambre noire par des ouvriers spéciaux ; en Allemagne nous avons pris les plaques d'aniline de la Compagnie d'aniline à Berlin ; elles nous ont donné les meilleurs résultats.

Si nous sommes entrés plus haut dans certains détails techniques sur la photographie, c'est pour en faciliter la lecture aux personnes qui ne sont pas familiarisées avec elle et d'ailleurs, nous nous sommes servi à dessein d'expressions à la portée de tout le monde, ce qui permettra, pensons-nous, à des confrères moins expérimentés de faire par eux-mêmes les clichés de l'intérieur de la vessie pour les donner ensuite au photographe.

Nous n'avons cherché à donner ici qu'une reproduction simple en simili-gravure, parce que tous les autres procédés, bien que donnant des photographies plus belles, n'auraient rien montré de plus au point de vue scientifique ; de même nous n'avons pas voulu faire retoucher nos images, qui sont suffisamment compréhensibles quoique non destinées à une publication.

Nous croyons qu'avec les détails que nous avons donnés plus haut, il est possible de livrer les plaques au photographe qui les développera, bien que nous préférions personnellement les développer nous-mêmes ou les faire développer par un de nos assistants au courant des procédés photographiques habituels (1).

Nous joignons à cette publication les titres des images cysto-photographiques que nous avons projetées au Congrès d'Urologie et qui proviennent :

De la policlinique universelle de Berlin :

Section d'urologie, (Dr Frank et Dr Lewin) ;

Section de chirurgie, (Dr Steiner) ;

De la pratique privée du Dr A. Lewin, Berlin (nos 27-29) ;

De la policlinique de gynécologie du Dr Knorr, Berlin (nos 25-26),

auxquels nous sommes heureux d'adresser ici tous nos remerciements.

1. Pli supérieur droit de l'orifice interne et paroi antérieure de la vessie.
2. Pli supérieur un peu courbé.
3. Pli supérieur avec petits bourrelets.
4. Pli supérieur, paroi antérieure et sommet de la vessie avec vaisseaux et une bulle d'air.
5. Symphyse, paroi antérieure et sommet avec bulle d'air.
6. La même image du côté droit.

(1) Tous les appareils dont nous nous sommes servis ont été construits par Louis et H. Loewenstein (de Berlin).

7. Pli supérieur de l'orifice interne, symphyse et sommet de la vessie.
8. L'orifice interne, bord inférieur avec quelques petits vaisseaux.
9. Terminaison de l'uretère avec grand bourrelet urétéral très développé, petits vaisseaux.
10. L'orifice urétéral très développé sans bourrelet, situé dans une poche.
11. Terminaison de l'uretère en point sans bourrelet.
12. Orifice urétéral formé par une grande fente avec bourrelet urétéral.
13. Terminaison de l'uretère entouré de vaisseaux rétiformes.
14. (Fig. A). Laisse voir les deux orifices urétéraux, entre eux le ligament inter-urétérique ; le trigone montre un développement si énorme de vaisseaux qu'on ne peut plus reconnaître les contours.
15. (Fig. B). Cathéter dans l'uretère, le bourrelet urétéral se voit très bien ; dans la partie supérieure, l'ombre du cathéter.
16. (Fig. C). Nous voyons la saillie que l'utérus recourbé fait dans la paroi postérieure, les vaisseaux bien développés ne se voient pas si bien que dans l'original.
17. Même image vue d'un autre endroit.
18. Cystite, vessie à colonnes avec un grand diverticule.
19. (Fig. D). Vessie à colonne avec de petits diverticules près de la terminaison de l'uretère.
20. (Fig. E). Vessie à colonnes.
21. Cancer pédiculé au sommet de la vessie.
22. Même image vue d'un autre endroit.
23. Pédicule du cancer des n°s 21-22.
24. Cancer de l'utérus avec propagation vésicale.
25. Œdème bulleux de la paroi postérieure.
26. Cicatrisations et modifications de la paroi postérieure par un cancer de la portion vaginale qui donne presque l'image de la vessie à colonnes.
27. Pétéchies dans une cystite bacillaire.
28. (Fig. F). Montre une cystite bacillaire ; ulcération récente au sommet de la vessie, les bords sont irréguliers et déchirés, l'ulcère a des bords surélevés et on distingue des bulles d'air, dont deux petites à droite d'une grande, mais que l'on distingue à peine par la reproduction.
29. (Fig. G). Cystite bacillaire, autre ulcère de la même vessie, bas-fond en voie de guérison, les bords sont droits, on

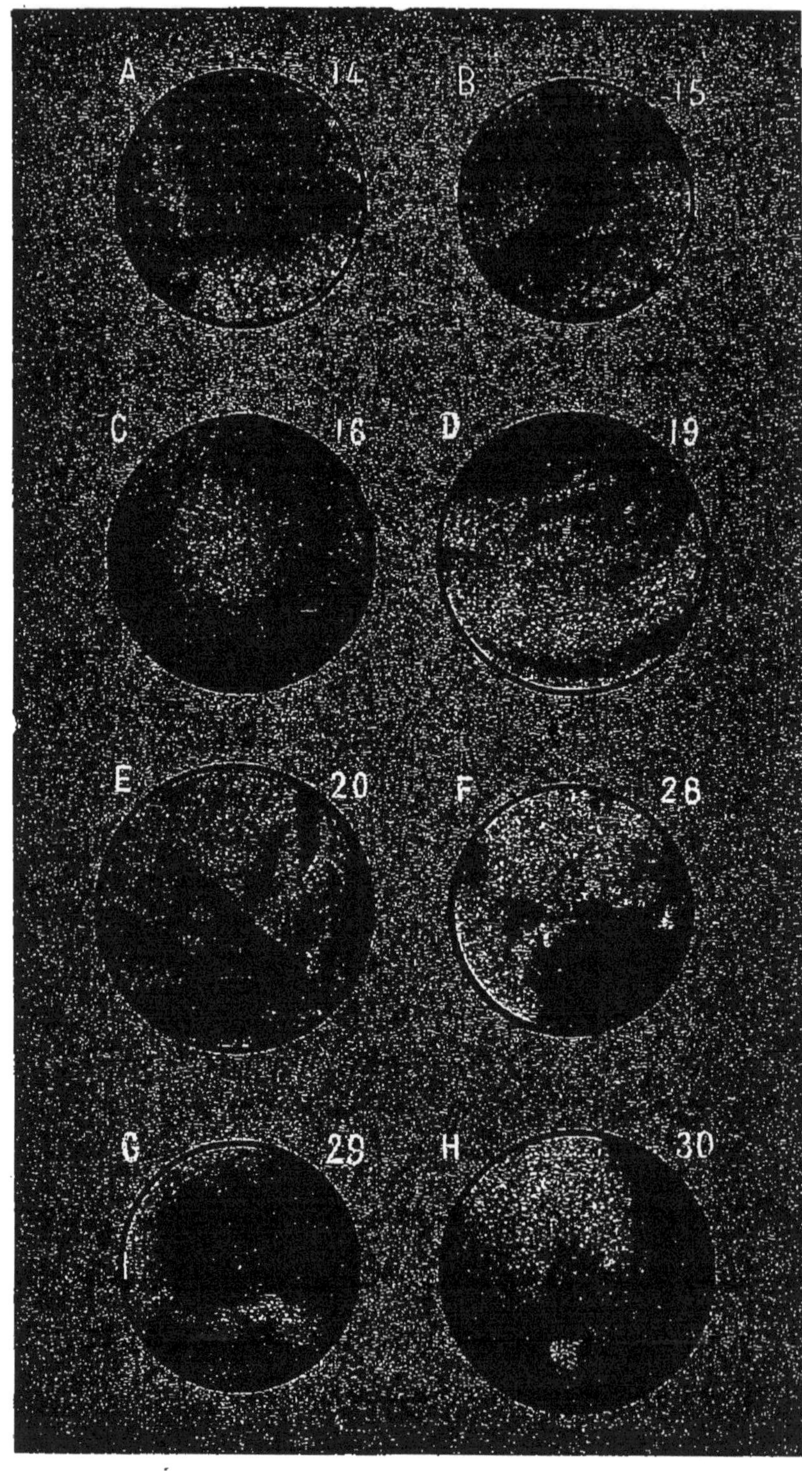
A 14
B 15
C 16
D 19
E 20
F 28
G 29
H 30

voit très bien la cicatrisation; l'ulcère, qui était antérieur à celui du sommet, s'était ainsi amélioré sous l'influence du traitement général et local.

30, 31, 32. Hypertrophie de la prostate traitée par l'opération de Bottini, ces images sont prises à des endroits divers.

30. (Fig. H); on voit bien la place de l'incision.

31. Vue totale.

32. Vue la plus proche de l'orifice interne de l'urèthre.

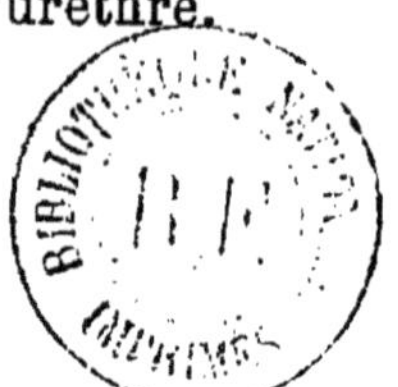

Clermont (Oise). — Imprimerie Daix frères.

www.ingramcontent.com/pod-product-compliance
Ingram Content Group UK Ltd.
Pitfield, Milton Keynes, MK11 3LW, UK
UKHW021928230726
13925UKWH00007B/2589

9 782013 464819